Solange Pradère
Bruno Falissard

Comorbidités psychiatriques dans les prisons françaises

Solange Pradère
Bruno Falissard

Comorbidités psychiatriques dans les prisons françaises

Éditions universitaires européennes

Impressum / Mentions légales

Bibliografische Information der Deutschen Nationalbibliothek: Die Deutsche Nationalbibliothek verzeichnet diese Publikation in der Deutschen Nationalbibliografie; detaillierte bibliografische Daten sind im Internet über http://dnb.d-nb.de abrufbar.
Alle in diesem Buch genannten Marken und Produktnamen unterliegen warenzeichen-, marken- oder patentrechtlichem Schutz bzw. sind Warenzeichen oder eingetragene Warenzeichen der jeweiligen Inhaber. Die Wiedergabe von Marken, Produktnamen, Gebrauchsnamen, Handelsnamen, Warenbezeichnungen u.s.w. in diesem Werk berechtigt auch ohne besondere Kennzeichnung nicht zu der Annahme, dass solche Namen im Sinne der Warenzeichen- und Markenschutzgesetzgebung als frei zu betrachten wären und daher von jedermann benutzt werden dürften.

Information bibliographique publiée par la Deutsche Nationalbibliothek: La Deutsche Nationalbibliothek inscrit cette publication à la Deutsche Nationalbibliografie; des données bibliographiques détaillées sont disponibles sur internet à l'adresse http://dnb.d-nb.de.
Toutes marques et noms de produits mentionnés dans ce livre demeurent sous la protection des marques, des marques déposées et des brevets, et sont des marques ou des marques déposées de leurs détenteurs respectifs. L'utilisation des marques, noms de produits, noms communs, noms commerciaux, descriptions de produits, etc, même sans qu'ils soient mentionnés de façon particulière dans ce livre ne signifie en aucune façon que ces noms peuvent être utilisés sans restriction à l'égard de la législation pour la protection des marques et des marques déposées et pourraient donc être utilisés par quiconque.

Coverbild / Photo de couverture: www.ingimage.com

Verlag / Editeur:
Éditions universitaires européennes
ist ein Imprint der / est une marque déposée de
OmniScriptum GmbH & Co. KG
Heinrich-Böcking-Str. 6-8, 66121 Saarbrücken, Deutschland / Allemagne
Email: info@editions-ue.com

Herstellung: siehe letzte Seite /
Impression: voir la dernière page
ISBN: 978-3-8381-8660-3

Sommaire

1.Introduction

1.1.Définition : les pathologies mentales

Selon l'Organisation Mondiale de la Santé, la santé mentale fait l'objet d'un large éventail d'activités qui relèvent directement ou indirectement du « bien-être », tel qu'il est défini comme étant un « état de complet bien-être physique, mental et social, et [qui] ne consiste pas seulement en une absence de maladie ou d'infirmité ». La santé mentale englobe la promotion du bien-être, la prévention des troubles mentaux, le traitement et la réadaptation des personnes atteintes de ces troubles. Plus particulièrement, un trouble mental ou maladie mentale est un trouble psychologique ou comportemental, généralement associé à une détresse subjective ou un handicap, mais qui peut dans certains cas (déni psychotique ou personnalité antisociale par exemple) n'entraîner de détresse que dans l'entourage du sujet atteint de ce trouble mental. Les critères diagnostiques du trouble mental varient selon les normes culturelles, mais le malaise subjectif et les difficultés à fonctionner sont présents dans la plupart des cas [1].

Afin d'homogénéiser ces différences et de faciliter la prise en charge des patients, le Société Américaine de Psychiatrie a publié le Manuel Diagnostique et Statistique des Troubles Mentaux (DSM
pour *Diagnostic and Statistical Manual of Mental Disorders*). C'est un manuel de référence qui classifie et catégorise les critères diagnostiques des troubles mentaux ainsi que les recherches statistiques s'y rapportant. Il est périodiquement révisé et la cinquième édition (DSM-5) a été publiée en mai 2013.

Le terme « comorbidités psychiatriques » désigne la présence simultanée de plusieurs diagnostics. Elle n'implique pas nécessairement la présence de multiples maladies, mais l'impossibilité d'émettre un seul et unique diagnostic.

1.2. La santé en prison

Tous types de pathologies confondus, les personnes incarcérées sont globalement en moins bonne santé que la population générale. L'INVS a étudié la prévalence de deux pathologies lourdes et contagieuses dans les prisons françaises, le VIH et l'hépatite C (HCV) en 2010. La prévalence du VIH était estimée à 2,0% (IC95% [0,9-4,2]), et était plus élevée chez les femmes (2,6% ; IC95% [0,7-8,8]) que chez les hommes (2,0% ; IC 95% [0,9-4,3]) ; 75% des personnes détenues porteuses du VIH recevaient

3

un traitement pour leur infection. La prévalence du VHC était estimée à 4,8% (IC95% [3,5-6,5]) et était plus élevée chez les femmes (11,8% ; IC95% [8,5-16,1]) que chez les hommes (4,5% ; IC95% [3,3-6,3]). Près de la moitié des personnes infectées par le VHC avaient une hépatite chronique (ARN du VHC positif) et 44% avaient reçu ou recevaient un traitement pour le VHC. La prévalence du VIH et du VHC était six fois plus élevée en milieu carcéral qu'en population générale et 2,5% des personnes détenues avaient une charge virale positive) pour le VHC [2].

Ces chiffres font état d'un état de santé très précaire des prisonniers français.

Concernant les pathologies psychiatriques, d'après une enquête de la DREES de juin 2001 [3] réalisée dans les Services Médico Psychologiques Régionaux (SMPR) auprès de 2300 sujets incarcérés, 55% d'entre eux présentent au moins un trouble psychiatrique (55% de troubles anxieux, 54% de troubles addictifs et 42% de troubles psychosomatiques). Une étude américaine a estimé que 6.36% des prisonniers souffraient de troubles mentaux en 1990 [4]. Une méta-analyse de 62 études conduites en 2002 dans 12 pays sur un échantillon de 22 790 prisonniers a montré que 65% des hommes avaient un trouble de la personnalité, 10% souffraient d'un trouble dépressif majeur et 3.7% de psychose. Il y avait en particulier de deux à quatre fois plus de sujets souffrant de psychose que dans la population générale. La population carcérale est aussi particulièrement concernée par les conduites addictives : près de 80% des sujets sont fumeurs, et un tiers déclare une consommation excessive d'alcool [5].

Les conditions de vie, associant mauvaise alimentation, défaut de lumière naturelle ou encore d'activité physique, altèrent l'état général du prisonnier, avec amyotrophie, obésité ou encore dégradation des défenses immunitaires, et favorisent l'apparition de nouvelles pathologies. Pour les maladies contagieuses, la promiscuité, la surpopulation et le défaut d'hygiène constatés en prison sont des conditions favorisant la transmission des agents infectieux : un rapport a mis en évidence des carences sévères dans le maintien des conditions essentielles d'hygiène, tant au niveau du linge fourni aux détenus que de la nourriture servie [6]. Une fois en prison, la santé des détenus, déjà précaire, se détériore encore du fait d'une prise en charge très mauvaise et inégale des problèmes de santé [7]. Par exemple, une étude sur la qualité des soins en milieu carcéral menée en 1997 dans 19 prisons anglaises [8] a montré de grandes disparités dans les prescriptions de psychotropes dans les prisons : dans certains établissements, deux tiers de la population recevaient régulièrement des benzodiazépines ou des somnifères, alors que dans six autres prisons, aucun détenu n'en recevait, excepté les patients en cours de sevrage aux psychotropes ou à l'alcool. Ces inégalités pourraient difficilement être expliquées par de grandes différences entre les établissements, et laissent supposer un manque de rigueur dans l'évaluation des diagnostics et des thérapeutiques [9].

Les délais pour consulter un médecin ou un psychologue sont par ailleurs extrêmement longs, et peuvent même dépasser la durée d'incarcération [8]. D'autre part, il n'est pas toujours possible pour le détenu de se rendre à un rendez-vous, pour cause de dysfonctionnement des services ou manque de personnel. Les transferts entre établissements pénitentiaires entrainent une rupture de soins, et la prise en charge des pathologies lourdes, comme le cancer ou le diabète, en devient quasiment impossible. Enfin, l'évolution démographique des personnes détenues, caractérisée par un vieillissement, entrainant perte d'autonomie et augmentation de la prévalence des pathologies chroniques, altère l'état de santé global de la population carcérale [10].

1.3. Trois niveaux de soins

L'organisation des soins des personnes incarcérées a successivement été définie par le décret du 14 mars 1986 qui a créé les 26 Services-Médico-Psychologiques-Régionaux, par un décret publié le 27 octobre 1994 relatif aux soins dispensés aux personnes détenues et par la loi du 9 septembre 2002 d'orientation et de programmation pour la justice, qui crée les unités hospitalières spécialement aménagées (UHSA). La prise en charge des soins en milieu pénitentiaire a connu au cours des dix dernières années de nombreuses évolutions, notamment concernant les soins psychiatriques. La législation de 2002 consacre la possibilité d'hospitalisation au sein des unités hospitalières spécialement aménagées (UHSA). De ce fait l'hospitalisation au sein des SMPR (Service Médico Psychiatrique Régional) n'est plus possible.

D'autre part, les plans stratégiques de 2010/2014 pour la politique de santé « des personnes placées sous la main de la justice » prévoient la mise en place de trois niveaux de soins. Il est prévu que toutes les UHSA proposent des activités ambulatoires et que toutes les régions administratives disposent d'au moins un site pénitentiaire pouvant accueillir les patients en hospitalisation à temps partiel [11].

Ces évolutions, associées à une volonté de rendre plus lisible la hiérarchie de niveaux de soins, ont amené les rédacteurs à proposer une nouvelle dénomination des unités de soins implantées en milieu pénitentiaire.

Le plan d'action stratégique du 28 octobre 2010 [12] prévoit, en ce qui concerne les soins psychiatriques, une réorganisation du dispositif de soins pour la prise en charge des détenus.

Trois niveaux de soins sont définis : le niveau 1 correspond aux soins ambulatoires, le niveau 2 inclue une activité d'hospitalisation de jour organisée au sein de l'unité sanitaire et le niveau 3 porte sur les hospitalisations à temps complet. Le rôle spécifique des SMPR a été redéfini. Ils sont essentiellement orientés vers une mission de coordination au niveau régional et de formation.

Il est prévu que toutes les régions disposent à terme d'une unité sanitaire de niveau 2. Par ailleurs, la mise en place progressive des UHSA et l'application du la loi du 5 juillet 2011 relative aux droits et à la protection des personnes faisant l'objet de soins psychiatriques et aux modalités de leur prise en charge, ont donné lieu à un développement plus précis dans le guide, répondant à une demande des professionnels.

Les SMPR sont donc chargés de l'activité de niveau 2, mais ils doivent aussi développer une mission de coordination régionale entre tous les acteurs de psychiatrie intervenant en prison ou avec les autorités de tutelle, et de formation [13].

Deux principes fondamentaux sont à rappeler pour aborder le fonctionnement des soins en prison. Tout d'abord, le secret médical y reste applicable, et les contrevenants s'exposent aux sanctions prévues dans le code pénal. D'autre part, aucune prise en charge ne peut être débutée sans le consentement du détenu. Les soins somatiques et psychiatriques sous contrainte sont régis par la loi du 27 juin 1990 du Code de Santé Publique et seuls les établissements hospitaliers régis par cette loi sont aptes à recevoir des individus atteints de troubles psychiatriques et non consentants à leur prise en charge thérapeutique.

Concernant les troubles psychiatriques, si les psychiatres constatent chez un détenu des symptômes orientant vers un trouble mental et nécessitant une procédure de soins, ils ont obligation de demander une hospitalisation d'office en cas de refus du prisonnier face aux soins proposés. Celle-ci se fait dans les hôpitaux psychiatriques ou dans des unités prévues pour malades difficiles, en fonction de la dangerosité de la personne. Evidemment, certaines situations à haute dangerosité pour le personnel carcéral et pour le patient lui-même doivent être encadrées de strictes mesures de sécurité, mais elles doivent se conclure pas une hospitalisation d'office en cas de refus du patient face au soin proposé.

Le plus souvent, la prise en charge psychiatrique des prisonniers est faite à leur demande. Celle-ci est parfois évoquée lors de l'entretien d'accueil. Ces détenus peuvent également être signalés par l'équipe chargée des soins somatique au sein de l'univers carcéral.

En général, les consultations ont lieu à l'infirmerie de l'établissement pénitentiaire. Le traitement est administré de façon quotidienne ou hebdomadaire selon la capacité du détenu à le gérer par lui-même. Il existe au sein des SMPR des unités appelées « unités d'hospitalisation », qui permettent une prise en charge plus intensive des patients présentant des difficultés à s'intégrer dans la vie de l'établissement. Mais le régime pénitentiaire prime sur le régime sanitaire au sein de ces unités.

Il apparait évident aujourd'hui que beaucoup de personnes incarcérées auraient dues être orientées vers un service de soins plutôt que vers l'univers carcéral [14]. Quatre facteurs sont susceptibles d'expliquer ces erreurs d'orientation. D'abord, le fonctionnement de la justice: de nombreuses personnes sont incarcérées à la suite d'un jugement en comparution immédiate, affaires traitées souvent très rapidement. Or les personnes souffrant de troubles mentaux ont souvent des difficultés pour s'exprimer, et il leur est difficile d'évoquer le fait qu'ils font l'objet d'un suivi psychiatrique dans ce contexte peu favorable à l'expression. Les pratiques en matière d'expertises psychiatriques sont aussi à mettre en cause. Il s'agit d'un point crucial, puisqu'il concerne la possibilité pour une personne mise en examen d'être déclarée irresponsable de ses actes en application de l'article 122-1, premier alinéa du Code Pénal. Dans les faits, l'expertise psychiatrique est obligatoire en matière criminelle et à la discrétion du magistrat instructeur pour les affaires relevant de la Cour d'Assises. Si l'expert se prononce en faveur de l'application de cet article, le sujet fera l'objet d'une procédure de soins psychiatriques en hospitalisation. Or aujourd'hui, avec la diminution du nombre de lits en psychiatrie et face à la difficulté que représente l'accueil d'un patient potentiellement dangereux, on voit apparaitre une nouvelle forme d'analyse des experts : le sujet mis en examen pour des faits criminels et souffrant de graves troubles mentaux reste en prison, afin de lui « redonner le sens moral » ou « lui permettre de se restituer par rapport à la loi » [14]. Les conditions actuelles d'incarcération et l'allongement de la durée des peines sont aussi susceptibles d'expliquer cette forte proportion de malades mentaux en prisons. Certaines personnes, déjà fragiles avant l'incarcération, peuvent ne pas y supporter les conditions de vie. On observe ainsi des décompensations psychiatriques qui augmentent le nombre de sujets pathologiques dans ce lieu. Enfin, la situation de la psychiatrie publique explique aussi l'augmentation du nombre de malades mentaux incarcérés. Les secteurs de psychiatrie ont recentré leurs activités sur les consultations. De nombreux postes de psychiatrie publics sont vacants pour des problèmes de démographie médicale et on a diminué le nombre d'infirmiers spécialisés en psychiatrie. Ceci contribue à un défaut de prise en charge des sujets dans des unités de soins [14].

1.4. Santé mentale et justice

Du point de vue législatif, le Code Pénal distingue maintenant en France les troubles psychiatriques altérant le discernement et ceux qui ne l'altèrent pas : « N'est pas pénalement responsable la personne qui était atteinte, au moment des faits, d'un trouble psychique ou neuropsychique ayant aboli son discernement ou le contrôle de ses actes. La personne qui était atteinte, au moment des faits, d'un trouble psychique ou neuropsychique ayant altéré son discernement ou entravé le contrôle de ses actes demeure punissable ; toutefois, la juridiction tient compte de cette circonstance lorsqu'elle détermine la peine et en fixe le régime » [15]. Les sujets peuvent donc ne pas être considérés comme responsables de leurs actes, et sont orientés vers une prise en charge psychiatrique. Cette distinction a pu malheureusement conduire à une augmentation des malades mentaux incarcérés. En effet, le pourcentage de criminels considérés comme non responsables de leurs actes en raison de trouble psychiatrique est en diminution. Il était de 0.9% avant la mise en place de cette loi en 1992 et de 0.25% en 1997 [17].

On observe ainsi une tendance forte à la responsabilisation pénale des malades mentaux délinquants. La frontière entre « abolition » et « altération » est assez floue. Pour certains médecins, la notion de discernement ne présenterait aucun caractère médical. Selon le docteur Christiane de Beaurepaire, psychiatre à la prison de Fresnes, le discernement n'est pas mesurable et la distinction entre altération et abolition n'a pas de sens. Dans un rapport du Sénat du 8 juillet 2014 [18], elle estime que « le choix de telle ou telle affection psychiatrique comme " cause " d'irresponsabilité pénale est purement subjectif, voire culturel, et dépend des théories personnelles de l'expert, sans aucun rapport avec le discernement et son état supposé. On voit par exemple actuellement que, seules certaines psychoses graves sont réputées " causes d'abolition du discernement ", et par conséquent lieu d'un amalgame entre gravité d'une affection psychiatrique et dangerosité prononcée du patient.» Elle prône en conséquence la suppression du critère de discernement ainsi que de la distinction introduite par les deux alinéas de l'article 122-1 du Code Pénal.

Il n'en reste pas moins que cette distinction suscite un transfert des charges du sanitaire vers le judiciaire et le pénitentiaire, dont atteste le nombre croissant d'entrants en prison qui étaient préalablement suivis en psychiatrie. Or les SMPR (Services-Médico-Psychologiques-Régionaux) n'ont pas été conçus pour ce type de pathologie, et ceci constitue la limite de leur action. Ils n'ont recours, en cas de crise aiguë et en l'absence de consentement du patient, qu'à une procédure d'hospitalisation d'office qui nécessite de longues démarches pour un bénéfice souvent ponctuel, les dispositions de l'article D.398 du Code de Procédure Pénale étant inadaptées. Après parfois quelques jours seulement d'hospitalisation au Centre Hospitalier Spécialisé (CHS), la crise passée, le patient est renvoyé en prison. C'est alors au personnel du SMPR, obligé de prendre en charge un patient qui ne devrait pas être en prison et qui perturbe le fonctionnement de la détention, de faire face à une situation qui cristallise les contradictions entre une logique de soin et une logique répressive [19].

1.5. Problèmes posés par les détenus souffrant de troubles psychiatriques

La présence de détenus atteints de troubles mentaux en prison est un problème très ancien. La psychiatrie a fait son entrée dans les prisons à la fin du 19e siècle, mais la notion de soins psychiatriques dans cet univers est beaucoup plus récente. Pendant bien longtemps, ces sujets ont été qualifiés de « fous », jusqu'à ce que Pinel et Esquirol introduisent la notion de « malade susceptible de recevoir des soins ». L'isolement devient un moyen thérapeutique et non plus une arme de répression. La loi de 1838 sur l'internement s'inscrit dans une démarche d'aide au malade mental. L'article 64 de l'ancien Code pénal permet d'orienter les déments irresponsables vers les asiles psychiatriques.

A la fin du 19e siècle, les psychiatres font leur entrée en prison en tant qu'experts, mais ce n'est qu'à la fin de la seconde guerre mondiale que l'on commence à évoquer le besoin de soigner les malades mentaux incarcérés.

Dans les plans d'actions stratégiques 2010-2014 sur la politique de santé derrière les barreaux, outre l'assemblage de textes de lois, l'insistance est portée au partenariat entre professionnels de surveillance et de santé. La grande nouveauté consiste en l'atténuation de la frontière qui s'était durcie entre soins psychiatriques et soins somatiques. Comme nous l'avons déjà évoqué, les soins psychiatriques étaient auparavant exclusivement délégués aux 26 Services-Médico-Psychologiques-Régionaux (SMPR), tandis que les unités de consultation de soins ambulatoires (UCSA, présentes dans chaque établissement) s'occupaient du somatique. Des unités hospitalières spécialement aménagées (UHSA, moins d'une dizaine) assuraient des hospitalisations complètes.

De manière générale, toutes les enquêtes réalisées en population carcérale font état d'une augmentation de la proportion de sujets souffrant de troubles mentaux, avec par ailleurs une augmentation de la prévalence des troubles sévères, qui mettent en péril à la fois les détenus, le personnel de l'administration pénitentiaire et les visiteurs.

Ce phénomène pourrait s'expliquer d'une part par le fait qu'il est indéniable que le contexte carcéral est propice au développement de troubles psychiatriques. Les sujets pourraient présenter des troubles réactionnels, comme la dépression ou l'anxiété, voire épisode délirant, que l'on pourrait supposer liés à la rupture avec la société qu'entraine l'incarcération ou liés à l'acte lui-même. D'autre part, l'isolement a toujours suscité chez l'être humain des comportements de réactions pathologiques, car l'Homme est un être sociable par nature. Dans un monde normal, les interactions avec l'environnement permettent de trouver des solutions « échappatoires » à ces tensions : fermer une fenêtre quand il fait froid, prendre un livre quand le sommeil tarde à venir….Ces aménagements de situation permettent de diminuer les tensions internes et d'échapper à des situations de décompensation psychologique. En prison, les interactions avec l'extérieur disparaissent et ces détournements de situation sont impossibles. Toute initiative demande l'aval de l'autorité pénitentiaire. L'enfermement prive le sujet de sa gestion personnelle du temps et de l'espace qui garantit son équilibre mental, et le met en situation de totale passivité. Cette situation exacerbe les réactions violentes face à des déceptions ressenties par l'individu, comme l'impossibilité de recevoir du courrier ou de sortir prendre l'air. Ceci est propice à la déstabilisation des états pré-psychotiques et fait basculer dans le pathologique des personnalités fragiles, comme en atteste la forte prévalence des suicides en prison.

Comme les interactions avec l'extérieur sont abolies en prison, il deviendrait impossible de trouver des stratégies échappatoires à une anxiété ou une angoisse naissante, qui ne pourraient alors être soulagées. Le caractère immuable de l'incarcération entrainerait ainsi dépression, agitation, délire ou autre troubles réactionnels.

D'autre part, les personnes incarcérées deviennent des sujets entièrement passifs qui n'ont aucun contrôle sur la gestion de leur quotidien et de leur environnement. Cette absence totale de maitrise entrainerait des réactions d'angoisse et d'agitation, le sujet ressentant une perte de contrôle totale. Ceci serait aggravé par le caractère immuable de l'incarcération. C'est ainsi que des états pré- psychotiques, à la frontière du normal et du pathologique, pourraient être soudainement décompensés par l'incarcération.

On distinguerait ainsi deux types de malades mentaux en prison. D'une part, un ensemble de troubles qualifiés de réactionnels, regroupant dépression, anxiété, ou encore troubles du sommeil. Ces troubles seraient secondaires à l'incarcération, en raison de la rupture avec le monde extérieur ou de l'enfermement qu'elle suscite. D'autre part, un ensemble de troubles préexistants à l'incarcération et exacerbés par l'absence d'interaction avec le monde extérieur.

1.6. Comorbidités psychiatriques, un manque de données évident

Alors que la prévalence des troubles psychiatriques isolés dans la population carcérale a été largement étudiée [20-21-22-23-24], très peu d'études ont porté sur les comorbidités psychiatriques dans cette même population. De plus, les taux rapportés d'associations de troubles psychiatriques varient considérablement selon les études, de 10 à 90%. Mirsky et son équipe ont évalué l'état psychique de prisonniers de la Cook County Jail à Chicago, aux Etats Unis, à partir du DIS (Diagnostic Interview Schedule). Ils ont montré que parmi les patients souffrant d'un trouble mental sévère, presque tous présentaient également des symptômes d'une autre pathologie mentale selon les critères du DSM-III. Respectivement 78%, 82% et 78% des prisonniers souffrant de schizophrénie, trouble bipolaire et dépression présentaient les caractéristiques de trois ou plus pathologies mentales [16]. Taylors et ses collègues ont montré que presque la moitié des criminels incarcérés atteints de schizophrénie souffraient également de dépression ou dépendance à une substance [22]. Abram a étudié une cohorte de 728 hommes détenus à Chicago, aux Etats Unis. Avec son équipe, il a montré que la plupart des sujets souffrant d'un trouble mental sévère (schizophrénie ou trouble affectif) présentaient aussi les critères de dépendance à une substance ou de personnalité anti sociale [25]. Brink et ses collaborateurs ont examiné la prévalence des troubles psychiatriques dans une population d'hommes récemment incarcérés dans un centre correctionnel au Canada [20]. Ils ont utilisé le Structured Clinical Interview pour l'échelle DSM-IV (SCID). Leur étude rapporte que 82.4% des patients psychotiques présentent conjointement une dépendance à une substance, 52.9% un trouble de l'humeur et 31.3% un trouble anxieux. Parmi les prisonniers psychotiques, 93.2% présentent au moins une autre pathologie associée. Côté a étudié la prévalence vie entière, évaluée par le Diagnostic Interview Schedule (DIS) dans une population de 495 prisonniers canadiens de sexe masculin [26]. Dans cette étude, le risque de souffrir de dépendance à une substance pour un patient souffrant de schizophrénie est 2.42 fois plus élevé que le risque d'un sujet sain

Ces quelques études sont très hétérogènes en termes de populations, tailles d'échantillon, critères d'inclusion et méthodes diagnostiques, mais les résultats suggèrent que les comorbidités psychiatriques en prison sont plus fréquentes qu'on ne pourrait le supposer.

Ces études ont également suggéré que les sujets incarcérés pourraient différer des autres patients atteints de troubles psychiatriques dans leur symptomatologie. En effet, les prisonniers présentent rarement des symptômes typiques, ce qui rend le diagnostic plus difficile à établir. L'incarcération, l'abus éventuel de substances et les caractéristiques personnelles des prisonniers sont susceptibles de modifier le pattern de symptômes psychiatriques et peuvent induire en erreur. Par ailleurs, les diagnostics sont basés sur des instruments de mesure qui ne sont la plupart du temps pas ceux utilisés en pratique clinique. La validité externe et l'application en pratique clinique de ces résultats sont donc limitées.

Ces patients sont souvent incarcérés au lieu d'être hospitalisés dans un service adapté [6]. En Grande Bretagne, Taylor et Gunn ont étudié une population d'hommes condamnés pour acte criminel. Ils ont montré que les prisonniers souffrant de schizophrénie associée à un abus de substance étaient six fois moins souvent dirigés vers un hôpital psychiatrique que les prisonniers souffrant uniquement de schizophrénie [22-27].

Il est indispensable d'alerter les cliniciens de la fréquence de ces comorbidités psychiatriques en prison afin d'éviter ces erreurs d'orientation qui privent le sujet de tout soin [28].

La plupart des études précédemment citées se sont déroulées aux Etats-Unis. Une seule étude à notre connaissance a été réalisée en France [17]. Mais celle-ci, réalisée en 2006, a simplement présenté des prévalences sans utiliser de méthodes statistiques plus poussées pouvant analyser leurs interactions.

Bien que les populations européennes et américaines soient sensiblement équivalentes en termes de mode de vie, éducation ou encore santé, l'absence de connaissances sur la prévalence des comorbidités psychiatriques chez les prisonniers en France est un vrai problème de Santé Publique.

1.7. Objectifs de Santé Publique

Le rapport du HCSP de 1993 (décret 94-929 du 27 octobre 1994 relatif aux soins dispensés aux détenus par les établissements de santé assurant le service public hospitalier), affirme la diversité et la gravité des pathologies somatiques et psychiatriques au sein de la population carcérale française. Il donne des objectifs en rapport à des valeurs communes: protection de la personne détenue au même titre que la population générale, lutte contre l'exclusion et amélioration de la réinsertion. Cette réforme s'inscrit, comme toute action de santé publique, dans un plus large objectif de préservation de la santé de la population générale. En effet, l'objectif est que les personnes incarcérées soient le plus souvent possible dans un processus de réinsertion sociale. Elles présentent un risque pour la population générale si elles sont atteintes de pathologies. Ces objectifs de préservation de la santé des personnes détenues et de la population générale sont ainsi indissociables.

Or, la politique de santé a été orientée vers une réduction du nombre de lits dans les hôpitaux psychiatriques pour privilégier les plus petites structures. En plus des contraintes budgétaires, ceci avait pour objectif de redonner aux patients leur dignité, leurs droits et leur liberté, en les sortant des hôpitaux et en les maintenant le plus possible dans la collectivité. Le nombre de patients hospitalisés en psychiatrie a ainsi très rapidement chuté. Mais les ressources en santé mentale et les budgets très restreints n'ont pas permis un suivi optimal de ces patients dans la collectivité. Le risque s'est donc accru de retrouver des personnes atteintes d'un trouble mental grave dans la rue et sans soins. Ce changement de politique a également augmenté le risque que des personnes atteintes de pathologie mentale aient des démêlés avec la justice. De ce fait, un nombre grandissant de sujets souffrant de troubles mentaux et commettant des délits, mineurs le plus souvent, sont susceptibles de se retrouver incarcérés.

En parallèle, on observe indéniablement une diminution de l'orientation des personnes détenues vers une prise en charge médicale adaptée. Ces sujets se retrouvent en prison et, comme nous l'avons évoqué, l'environnement est inadapté aux soins et le personnel n'a pas les compétences pour les prendre en charge.

Les sujets souffrant de toxicomanies ont un risque plus élevé de commettre des actes illégaux et d'être confrontés à la justice. Pour les autres troubles mentaux, ceci est plus discuté, mais il est certain que tout désordre psychologique est susceptible d'entrainer un isolement social favorisant les comportements d'opposition [30]. De plus, il est le plus souvent impossible pour ces sujets d'entamer une démarche de soins et d'entrer dans un parcours classique d'accès aux traitements.

Ces troubles psychiatriques ont un impact social et clinique important. De même que de nombreuses études ont montré la relation entre un trouble mental isolé (ou un abus de substance) et la violence, on peut facilement supposer que l'association de plusieurs troubles augmente d'autant plus le recours à cette violence [31]. Sachant que le premier objectif d'une incarcération doit être de permettre à terme le succès d'une réinsertion dans la société, les personnes emprisonnées souffrant de polypathologies et de maladie mentale sévère doivent être une priorité pour les services de soins. Il est donc nécessaire de développer des stratégies d'intervention adaptées [32].

Ceci implique que les services médico sociaux et les unités d'incarcération disposent de données récentes et fiables sur la prévalence et la structure d'organisation des différents troubles psychiatriques chez les prisonniers. Seules de telles données sont susceptibles d'alerter les cliniciens sur la fréquence des comorbidités psychiatriques dans cette population et donc de prévenir des erreurs d'orientation qui privent les patients de soins adaptés.

En 2002, conscients de cet enjeu, les ministères français de la santé et de la justice ont pris la décision de dresser un état de lieux des troubles psychiatriques en prison.

1.8. Objectif de l'étude

Cette étude utilise les données de l'enquête sur la prévalence des troubles mentaux dans les prisons françaises réalisée en 2006 [17]. Elle se base sur des diagnostics fiables et cliniquement pertinents. L'objectif est de décrire la structure globale d'organisation des différentes pathologies mentales en prison et leurs relations en utilisant le modèle log linéaire.

2.Matériels et méthodes

2.1.Description de la base de données

La cohorte comprend 799 patients pour lesquels 705 variables ont été renseignées.
Nous allons décrire uniquement les variables d'intérêt dans notre étude. Il s'agit des pathologies psychiatriques diagnostiquées et du stade CGI. Les variables « pathologies » sont qualitatives binaires, codées en 1 (« oui ») ou 0 (« non »). Le score de gravité CGI est une variable qualitative codée de 1 à 7. Il évalue la gravité de la pathologie. Il varie de 1 (« normal ») à 7 (« gravité extrême ») [33 - 34].

2.2.Non réponses et données manquantes

Il n'y a aucune donnée manquante concernant les pathologies, elles ont toutes été renseignées chez chaque patient.
Concernant le score CGI, il n'est pas précisé pour quatre patients.

2.3.Plan d'analyse

2.3.1.Population

Le plan d'analyse s'appuie sur celui de l'étude réalisée en 2008 [17]. Nous utilisons les données d'un échantillon randomisé en deux étapes. 20 prisons ont d'abord été randomisées parmi les établissements d'incarcération en France métropolitaine. Dans un deuxième temps, les prisonniers de ces établissements ont eux-mêmes été randomisés. L'acceptation de participer à l'étude a été globalement satisfaisante. L'étude a été approuvée par le comité d'éthique local de l'hôpital Pitié Salpêtrière et par la Commission Française de la Liberté Individuelle et de la Conservation des Données.

2.3.2.Recueil des données

Chaque prisonnier a été interrogé deux fois par deux cliniciens différents, chacun étant présents pendant les deux interrogatoires. Au moins un de ces deux cliniciens était un psychiatre diplômé. Aucun n'appartenait à l'équipe médicale de l'établissement d'incarcération. L'interrogatoire commençait par l'information du sujet et la signature d'un consentement libre et éclairé. Les diagnostics étaient ensuite établis à partir d'un entretien semi-structuré validé dans de précédentes études [35]. Le premier clinicien, qualifié de « junior », a utilisé un interrogatoire structuré, le *Mini International Neuropsychiatric Interview* (MINI), qui aboutit à un diagnostic du DSM-IV. Le second clinicien ou « senior » a complété cette procédure par un entretien ouvert de 20 minutes. Les données socio démographiques, relatives aux antécédents personnels, familiaux et judiciaires, ont été récoltées. Après chaque entretien, les deux cliniciens ont conclu indépendamment à un ou plusieurs diagnostics et en ont évalué la gravité par le score CGIs (*Clinical Global Impression SeverityScale*) [33-34].

Cette double évaluation s'est caractérisée par un niveau de concordance élevé entre les deux cliniciens (coefficient kappa entre 0.76 et 1.00), permettant de conclure à des diagnostics cliniquement fiables et pertinents.

Un diagnostic consensuel a ensuite été établi pour les cas où les deux diagnostics concordaient. Il faut préciser que le clinicien « junior » n'avait pas connaissance du diagnostic établi par le clinicien « senior » lorsqu'il a établi son diagnostic.

Nous n'étudierons que les désordres psychiatriques sévères avec un CGIs supérieur ou égal à 5, dans le but de limiter le risque d'inclure des patients dont le trouble est induit par l'incarcération. Les atteintes sévères sont en effet plus susceptibles d'être antérieures à l'emprisonnement. Par ailleurs, les troubles sévères sont plus pertinents dans l'établissement des diagnostics.

2.3.3.Diagnostics

Cette méthode a généré quatre types de diagnostics : 1.Les patients pour lesquels les deux cliniciens ont fait le même diagnostic 2. Les patients pour lesquels au moins un des deux cliniciens a fait un diagnostic de trouble mental 3. Les patients dont le diagnostic est consensuel entre les deux cliniciens mais uniquement après qu'ils se soient concertés 4. Les diagnostics établis selon les critères du MINI-DSM IV.

2.3.4.Analyses statistiques

Les premières analyses statistiques [17] ont été réalisées avec le logiciel SAS 8.6 sauf pour l'estimation de la prévalence de chaque diagnostic établie avec le logiciel

R.2.0.1 [36]. Ces estimations ont pris en compte la stratification du processus de randomisation en deux étapes.

Le test du chi-2 a permis d'analyser les relations entre chaque paire de variables. Enfin, le modèle log-linéaire a été utilisé pour modéliser le système d'associations au sein du groupe des variables qualitatives. Ces deux dernières analyses ont été réalisées avec le logiciel R.2.13.1.

2.4. Le modèle log linéaire

Dans ce modèle, il n'y a pas de distinction entre « variables explicatives » et « variables à expliquer » [37]. L'objectif est de représenter la trame d'interactions entre les différentes variables, en mettant en valeur uniquement les plus importantes.
Ce modèle, dans sa forme « d'ordre 1 », peut s'écrire comme ci-dessous, avec W, X, Y et Z quatre variables indépendantes.

$$p(W = \delta_1 \text{ et } X = \delta_2 \text{ et } Y = \delta_3 \text{ et } Z = \delta_4) = p(W = \delta_1).p(X = \delta_1).p(Y = \delta_2).p(Z = \delta_3)$$

Ceci pouvant aussi s'écrire sous la forme

$$\log [p(W = \delta_1 \text{ et } X = \delta_2 \text{ et } y = \delta_3 \text{ et } Z = \delta_4)] = \log [p(W = \delta_1)] + \log[p(X = \delta_2)] + \log[p(Y = \delta_3)] + \log[p(Z = \delta_4)]$$

$$\log [p(W = \delta_1 \text{ et } X = \delta_2 \text{ et } y = \delta_3 \text{ et } Z = \delta_4)] = \lambda_w + \lambda_x + \lambda_y + \lambda_z \quad (1)$$

C'est un modèle d'ordre 1 car aucune interaction entre les variables n'y figure.
Si W, X, Y et Z ne sont plus indépendantes, le modèle complet, d'ordre 4, devient

$$\log [p(W = \delta_1 \text{ et } X = \delta_2 \text{ et } y = \delta_3 \text{ et } Z = \delta_4)] = \lambda_w + \lambda_x + \lambda_y + \lambda_z + \lambda_{wx} + \lambda_{wy} + \lambda_{wz} + \lambda_{xy} + \lambda_{xz} + \lambda_{yz} + \lambda_{wxy} + \lambda_{wyz} + \lambda_{wxz} + \lambda_{xyz} + \lambda_{wxyz} \, (2)$$

Ce nouveau modèle inclue toutes les interactions possibles entre les quatre variables.
L'objectif du modèle log-linéaire est de trouver le modèle qui, à partir du plus petit nombre de paramètres λ, décrit correctement les relations entre les variables.
Dans un premier temps, nous sélectionnerons le modèle complet dont l'ordre d'interactions est le plus pertinent. Ensuite, des modèles intermédiaires seront construits successivement en sélectionnant les associations les plus significatives jusqu'à un modèle optimal en terme de parcimonie.
L'objectif de ce critère de « parcimonie » qui sera utilisé est de juger de l'adéquation d'un modèle pondéré par son nombre de paramètres et l'effectif de la cohorte. On peut utiliser l'indice de Schwartz ou le coefficient AIC (*Akaike Information Criteria*),

tous deux étant une mesure relative de la parcimonie du modèle statistique. Dans notre étude, nous présenterons les coefficients AIC. Ces coefficients permettent de sélectionner le modèle le plus pertinent et de trouver un équilibre entre une bonne adéquation du modèle et une complexité limitée. Mais ils ne permettent pas d'évaluer la qualité du modèle.

Le modèle log-linéaire a l'inconvénient d'être rapidement inexploitable et difficilement compréhensible si on introduit un trop grand nombre de variables [37]. Dans notre analyse, nous ferons donc un choix dans les variables à inclure.

Il faut noter que ce modèle nécessite des échantillons de grandes tailles, comme c'est le cas de notre cohorte.

3.Résultats

3.1.Caractéristiques démographiques et antécédents judiciaires

La description complète de l'échantillon a déjà été publiée [17].
L'âge médian des prisonniers est de 37 ans (intervalle interquartile [28 – 47[). La durée médiane d'emprisonnement est de 9 mois (intervalle interquartile [4-21]). 49% des prisonniers sont incarcérés pour la deuxième fois ou plus. 28% ont vu un juge pour enfants avant l'âge de 18 ans, 28% rapporte des maltraitances dans l'enfance, 29% ont dans leur entourage familial un proche qui a été incarcéré. 16% ont déjà été hospitalisés en psychiatrie.
Pour tous les diagnostics hormis la schizophrénie dysthymique et le trouble délirant, l'accord inter juge évalué par le coefficient kappa était « bon » ou « excellent » [38].
Pour l'évaluation de la sévérité, le coefficient kappa pondéré est de 0.91 [17].

3.2.Prévalence et sévérité des diagnostics

La prévalence de chaque diagnostic et la sévérité évaluée par le score CGIs peuvent être retrouvées dans la précédente étude [17].
Le trouble le plus fréquent est le syndrome dépressif majeur. Toutes les associations possibles entre les troubles psychiatriques ont été retrouvées, la plus fréquente étant syndrome dépressif majeur / trouble anxieux généralisé, association présente chez 12.6% des sujets (chi2 = 267.75, 101 sujets concernés).
Nous rappelons que nous n'étudierons que les patients présentant des attentes sévères (CGIs $\geq$ 5). Le tableau 1 présente la prévalence de chaque trouble (diagnostics consensuels).

Tableau I : prévalence de troubles psychiatrique dans l'échantillon

(diagnostics consensuels)

Trouble	Nombre de prisonniers atteints (pourcentage sur l'effectif total)	
	Tous CGIs confondus	Troubles sévères (CGIs ≥ 5)
Syndrome dépressif majeur	39.2% (n=313)	22.8% (n=182)
Psychose	23.9% (n=191)	17.% (n=142)
Trouble anxieux généralisé	30.4% (n=243)	16.1% (n=129)
Syndrome de stress post traumatique	21.5% (n=172)	13.9% (n=111)
Dépendance à une substance	18.4%. (n=147)	12.5% (n=100)
Phobie sociale	15.4% (n=123)	9.9% (n=79)
Agoraphobie	16.6% (n=133)	9.8% (n=78)
Dépendance à l'alcool	18.4% (n=147)	9.4% (n=75)
Schizophrénie	8.0% (n=64)	6.6% (n=53)
Trouble obsessionnel compulsif	8.8% (n=70)	5.4% (n=43)
Trouble panique	7.9% (n=63)	4.9% (n=39)
Trouble délirant	8.0% (n=64)	5.4% (n=43)
Episode maniaque	7.3% (n=58)	4.5% (n=36)
Trouble bipolaire	5.5% (n=44)	3.5% (n=28)
Schizophrénie dysthymique	2.6% (n=21)	2.5% (n=20)

Tableau II : effectifs et pourcentages de chaque stade de gravité (CGI) toutes pathologies confondues

STADE CGI	EFFECTIF	POURCENTAGE
«normal, non malade» (1)	106	13.27%
«à la limite de la pathologie» (2)	129	16.15%
«légèrement malade» (3)	115	14.39%
«modérément malade» (4)	163	20.40%
«nettement malade» (5)	182	22.78%
«sévèrement malade» (6)	81	10.14%
«extrêmement malade» (7)	19	2.38%
non renseigné	4	0.5%

Figure 1 : représentation de la proportion de chaque stade CGIs sur l'effectif global

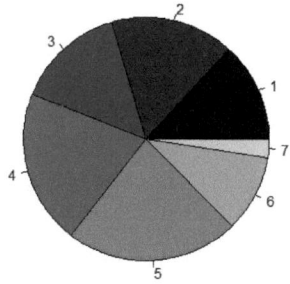

1= "normal, pas malade "
2= "à la limite du pathologique"
3= "moyennement malade"
4= "modérément malade"
5= "nettement malade"
6= "sévèrement malade"
7= " très sévèrement malade"

3.3.Prévalence des comorbidités psychiatriques

Le nombre de pathologies présentes chez un même sujet varie de 0 et 9.
64.91% des prisonniers sont indemnes de toute pathologie psychiatrique, mais 32.45% souffrent de deux troubles associés ou plus.

Tableau III: pourcentages de prisonniers en fonction du nombre de troubles psychiatriques dont ils souffrent

Nombres de troubles présents chez le même sujet	Pourcentage de sujets dans l'effectif global
0	64.9
1	2.64
2	6.04
3	7.67
4	6.67
5	3.40
6	4.65
7	1.51
8	1.76
9	0.75
total	100

Figure 2: représentation graphique du pourcentage de prisonniers en fonction du nombre de pathologies psychiatriques dont ils sont atteints, variant de 0 à 9 :

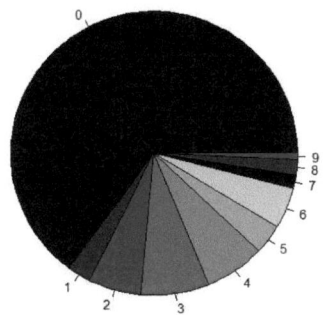

Tableau IV: nombre de prisonniers souffrant de plusieurs troubles psychiatriques selon les pathologies

	Nombre de prisonniers concernés	Nombre de prisonniers atteints de ce trouble et au moins un autre trouble (pourcentage sur l'effectif des sujets atteints du trouble)
Syndrome dépressif majeur	182	177 (97%)
Trouble bipolaire	28	27 (96%)
Episode maniaque	36	34 (94%)
Trouble panique	38	38 (100%)
Agoraphobie	78	78 (100%)
Phobie sociale	79	78 (98%)
Trouble obsessionnel compulsif	43	42 (98%)
Syndrome de stress post traumatique	111	107 (96%)
Trouble anxieux généralisé	129	127 (98%)
Dépendance à l'alcool	75	72 (96%)
Dépendance à une substance	100	99 (99%)
Psychose	142	141 (99%)
Schizophrénie	53	53 (100%)
Schizophrénie dysthymique	20	20 (100%)
Trouble délirant	43	43 (100%)

3.4. Analyse des associations entre les pathologies par le test du Chi2

Nous avons d'abord étudié les relations entre chaque paire de troubles psychiatriques par un test du chi2. Les résultats sont présentés dans le tableau 5 ci-dessous :

Tableau V : résultats des tests du chi 2 évaluant la force de l'association entre chaque paire de variables

Dans chaque case, la première ligne est la valeur du chi2. Toutes les associations dont le degré de significativité p est inférieur à 0.05 sont représentées par une case grisée, l'intensité de couleur sur l'échelle de gris étant proportionnelle à la valeur du chi2. La seconde ligne indique le nombre de prisonniers souffrant des deux troubles en même temps, avec entre parenthèse le pourcentage que cela représente sur l'effectif total.

	Syndrome dépressif n=182	Trouble bipolaire n=28	Episode maniaque n=36	Trouble panique n=39	Agoraph.* n=78	Phobie sociale n=79	Trouble ob. compuls n=43
Syndrome dépressif n=182		38.7 20 (2.5%)	46.29 25 (3.1%)	96.02 34 (4.3%)	171.46 64 (8.0%)	139.88 60 (33.0%)	63.37 32 (7.5%)
Trouble bipolaire n=28	38.73 20 (2.5%)		65.29 10 (1.3%)	5.47 4 (0.1%)	35.82 12 (1.5%)	2.03 5 (1.0%)	8.79 5 (1.0%)
Episode maniaque n=36	46.29 25 (3.1%)	65.29 10 (1.3%)		32.64 9 (1.1%)	68.83 18 (2.3%)	9.56 9 (1.1%)	9.34 6 (1.0%)
Trouble panique n=39	96.02 34 (4.3%)	5.47 4 (1.1%)	32.64 9 (1.1%)		70.16 19 (2.0%)	37.29 15 (2.0%)	18.29 8 (1.0%)
Agoraphob n=78	171.46 64 (8.0%)	35.82 12 (1.5%)	68.83 18 (2.2%)	70.16 19 (2.3%)		155.10 39 (4.9%)	87.85 22 (2.8%)
Pho sociale n=79	139.88 60 (7.5%)	2.03 5 (1.1%)	9.56 9 (1.1%)	37.29 15 (1.9%)	155.10 39 (4.9%)		59.58 19 (2.3%)
Trouble obs comp n=43	63.37 32 (4.0%)	8.79 5 (1.1 %)	9.34 6 (1.1%)	18.29 8 (1.0%)	87.85 22 (3.0%)	59.58 19 (2.3%)	
PTSD [a] n=111	183.30 81 (10.1%)	37.90 15 (1.9%)	34.72 17 (2.1%)	54.31 21 (2.6%)	100.27 40 (5.0%)	57.47 33 (4.1%)	59.12 23 (2.9%)
Tr. an gén [β] n=129	267.75 101(12.5%)	28.78 15 (1.9%)	37.06 19 (2.4%)	69.15 25 (3.0%)	130.63 48 (6.0%)	120.80 47 (5.9%)	52.41 24 (3.0%)
Dép. alcool [ᶠ] n=75	113.13 54 (6.8%)	8.23 7 (1.0%)	10.69 9 (1.1%)	47.91 16 (2.0%)	51.78 25 (3.1%)	39.76 23 (2.9%)	34.46 15 (1.9%)
Dép. subst. [δ] n=100	131.85 68 (8.5%)	4.07 7 (1.0%)	18.99 13 (1.6%)	30.18 16 (2.0%)	69.51 33 (4.1%)	41.70 28 (3.5%)	25.08 16 (2.0%)
Psychose n=142	155.00 89 (11.1%)	0.253 4 (1.0%)	31.33 19 (2.4%)	53.33 24 (3.0%)	112.45 48 (6.0%)	91.41 45 (5.6%)	17.85 18 (2.3%)
Schizoph n=53	40.76 31 (3.9%)	2.07 0 (0.0%)	9.89 7 (1.0%)	12.64 8 (1.0%)	43.51 19(2.4%)	42.60 19(2.4%)	0.01 3 (1.0%)

Schizoph dysth n=20	31.56 15 (1.9%)	0.75 0 (0.0%)	32.45 5 (1.0%)	39.17 6 (1.0%)	48.28 11(1.4%)	18.78 7 1.0%)	60.40 8 (1.1%)
Trouble dél n=43	40.99 27 (3.3%)	1.66 0 (0.0%)	2.40 4 (1.0%)	7.98 6 (1.0%)	12.78 11(1.4%)	3.82 8 (1.1%)	0.22 3 (1.0%)

*Agoraphobie

[α] syndrome de stress post traumatique

[β] trouble anxieux généralisé

[γ] dépendance à l'alcool

[δ] dépendance à une substance

[χ] Schizophrénie

	PTSD$^{\alpha}$n=1 11	Tr. anxieux généralisé$^{\beta}$ n=129	Dép. alcool$^{\Gamma}$ n=75	Dép. subst.$^{\delta}$ n=111	Psycho se n=142	Schiz.χn =43	Schiz.χ dysth n=20	Trouble délirant n=43
Syndro dépress if n=182	183.30 81 (10.1%)	267.75 101 (12.6%)	113.13 54 (6.8%)	131.85 68 (8.5%)	155.00 89 (11.1%)	40.76 31 (17.0%)	31.56 15 (1.9%)	40.99 27 (3.3%)
Trou bip n=28	37.90 15(1.9%)	28.78 15 (1.9%)	8.23 7(1.0%)	4.07 7(1%)	0.253 4(0.1%)	2.07 0(0%)	0.75 0 (0%)	1.66 0(0%)
Epis maniaq n=36	34.72 17(2.1%)	37.06 19 (2.4%)	10.69 9 (1.1%)	18.99 13(1.6%)	31.33 19(2.3 %)	9.89 7 (1.0%)	32.45 5 (1.0%)	2.40 4(1.0%)
Trouble paniqu n=39	54.31 21(3.0%)	69.15 25 (3.0%)	47.91 16(2.0%)	30.18 16(2.0%)	53.33 24(3.0 %)	12.64 8 (1.0%)	39.17 6(<1.0%)	7.98 6(1.0%)
Agorap n=78	100.27 40(5.0%)	130.63 48 (6.0%)	51.78 25(3.1%)	69.51 33(4.1%)	112.45 48(6.0 %)	43.51 19(2.3%)	48.28 11(1.4%)	12.78 11(1.4 %)
Pho soc n=79	56.47 33(4.1%)	120.80 47 (5.9%)	39.76 23(2.9%)	41.70 28 (3.5%)	91.41 45 (5.6%)	42.60 19 (2.3%)	18.78 7 (1.0%)	3.82 8 (1.0%)
Tro obs com n=43	59.12 23(2.9%)	52.41 24 (3.0%)	34.46 15(1.9%)	25.08 16(2.0%)	17.85 18 (2.2%)	0.01 3 (1.0%)	60.40 8 (1.0%)	0.22 3 (1.0%)
PTSD $^{\alpha}$ n=111		135.81 60 (5.6%)	29.55 26(3.2%)	59.69 39 (4.9%)	139.27 64 (8.0%)	40.95 23 (2.9%)	34.03 11 (1.4%)	24.75 17 (2.1%)
Tr. Anx gén$^{\beta}$n= 129	135.81 60(7.5%)		42.59 32(4.0%)	90.39 49(6.1%)	64.42 55 (6.9%)	35.27 24 (3.0%)	9.38 8(0.01%)	6.56 13(0.02 %)
Dép. alcool$^{\Gamma}$ n=75	29.55 26(3.3%)	42.59 32 (4.0%)		199.13 48 (6.0%)	34.73 32 (4.0%)	5.92 10 (1.3%)	23.69 7 (<0.01%)	2.49 7(<0.01 %)
Dép. subst.$^{\delta}$ n=10)	59.69 39(4.9%)	90.39 49 (6.1%)	199.13 48(6.0%)		61.73 46 (5.8%)	32.68 20 (2.5%)	12.62 7 (<0.01%)	6.99 7 (<0.01 %)
Psycho. n=142	139.27 64(8.0%)	64.4 55 (6.9%)	34.73 32(4.0%)	61.73 46(5.8%)		261.13 53(6.6%)	94.51 20(2.5%)	209.05 43(5.4 %)
Schizop h n=53	40.95 23(2.9%)	35.27 24 (3.0%)	5.92 10(1.3%)	32.68 20(2.5%)	261.13 53(6.6 %)		2.04 1(<1.0%)	3.25 0(0.0%)
Schizop hdysth n=20	34.03 11(1.4%)	9.38 8 (1.0%)	23.69 7 (1.0%)	12.62 7 (1.0%)	94.51 20 (2.5%)	2.04 1 (<1.0%)		1.23 0 (0.0%)
Tro dél n=43	24.75 17(2.1%)	6.56 13 (1.6%)	2.49 7 (1.0%)	6.99 7 (1.0%)	209.05 43(5.3 %)	3.25 0 (0.0%)	1.23 0 (0.0%)	

Ces résultats montrent que les troubles psychiatriques sévères sont tous plus ou moins associés aux autres, ce qui est confirmé par le calcul des coefficients de corrélation entre chaque pathologie.

3.5.Matrice de corrélation

Le tableau 6 présente la valeur des coefficients de corrélation pour chaque association de deux troubles psychiatriques.

Tableau VI: coefficients de corrélation entre chaque paire de variables

	Trouble bipolaire (n=28)	Episode maniaque (n=36)	Trouble panique (n=39)	Agoraph.* (n=78)	Phobie sociale (n=79)	Trouble obsessionnel compulsif (n=43)	PTSD^α (n=111)
Syndrome dépressif (n=182)	0.221	0.241	0.348	0.464	0.419	0.293	0.480
Trouble bipolaire (n=28)		0.287	0.083	0.212	0.051	0.105	0.218
Episode maniaque (n=36)			0.203	0.294	0.110	0.108	0.209
Trouble panique (n=39)				0.297	0.217	0.152	0.261
Agoraphobie (n=78)					0.442	0.332	0.355
Phobie sociale (n=79)						0.274	0.267
Trouble obsessionnel compulsif (n=43)							0.273

	Tr. anxieux généralis[β] (n=129)	Dép. alcool[r] (n=75)	Dép. subst.[δ] (n=100)	Psychose (n=142)	Schiz.χ (n=43)	Schizophrénie dysthymique (n=20)	Trouble délirant (n=43)
Syndrome dépressif (n=182)	0.580	0.377	0.407	0.442	0.226	0.199	0.227
Trouble bipolaire (n=28)	0.194	0.102	0.072	0.018	0.051	0.031	0.046
Episode maniaque (n=36)	0.216	0.116	0.155	0.198	0.112	0.158	0.055
Trouble panique (n=39)	0.295	0.245	0.195	0.259	0.126	0.187	0.100
Agoraphobie (n=78)	0.405	0.255	0.296	0.376	0.234	0.244	0.127
Phobie sociale (n=79)	0.390	0.224	0.229	0.339	0.231	0.135	0.069
Trouble obsessionnel compulsif (n=43)	0.257	0.208	0.178	0.150	0.003	0.246	0.017
PTSD[a] (n=111)	0.413	0.193	0.274	0.419	0.227	0.190	0.176
Tr. anxieux généé[β] (n=129)		0.231	0.337	0.285	0.211	0.104	0.091
Dép. alcool[r] (n=75)			0.500	0.209	0.086	0.141	0.056
Dép. subst.[δ] (n=100)				0.279	0.203	0.109	0.094
Psychose (n=142)					0.573	0.344	0.513
Schizophrenie (n=53)						0.011	0.064
Schizophrénie dysthymique (n=20)							0.038

La représentation sphérique de la matrice de corrélation permet une interprétation visuelle, plus simple, de ces résultats (figure 3). Deux points proches l'un de l'autre et proches des limites de la sphère sont positivement corrélés. Deux points proches des limites de la sphère et formant un angle droit avec son centre ne sont pas corrélés. Deux points diamétralement opposés et proche des limites de la sphère sont négativement corrélés. On ne peut rien dire concernant un point proche du centre de la sphère. Par exemple, le trouble bipolaire et le trouble délirant, points diamétralement opposés et proches des limites de la sphère, sont effectivement négativement corrélés (r = -0.046).

Figure 3: représentation sphérique de la matrice de corrélation

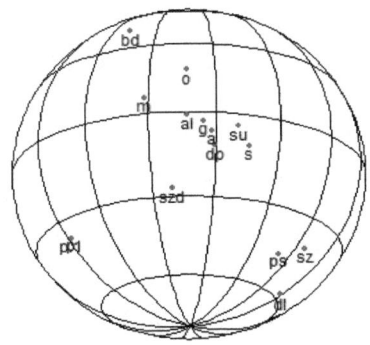

dp: syndrome dépressif majeur, bd: trouble bipolaire, p : trouble panique, s: phobie sociale, o: troubles obsessionnels compulsifs, pt: syndrome de stress post traumatique, m: trouble maniaque, al: dépendance à l'alcool, g: trouble anxieux généralisé , a: agoraphobie, su: dépendance à une substance, ps: psychose, sz: schizophrénie, szd: schizophrénie dysthymique, dl: trouble délirant*

3.6. Modèle log linéaire

La force des associations entre les troubles psychiatriques a été analysée avec le modèle log-linéaire. Nous avons intégré dans le modèle tous les troubles hormis les troubles obsessionnels compulsifs, la psychose, la schizophrénie dysthymique et le trouble délirant, car un modèle incluant toutes les pathologies ne peut converger, comme nous l'avons expliqué plus haut.

Plus k, ordre du modèle, augmente, plus le chi 2 baisse et meilleure est l'adéquation aux données. Le test d'adéquation du modèle complet d'ordre 3 aboutit à un rejet du modèle avec p<0.00001.

Les deux modèles sont :

le plus restrictif :

effets simples + hk + ai + af + jd + ah + ad + ac + aj + ao + bg

et un modèle complet d'ordre 2 avec toutes les interactions.

a: syndrome dépressif majeur
b: trouble bipolaire
c : trouble panique
d: phobie sociale,
e: troubles obsessionnels compulsifs
f: syndrome de stress post traumatique
g: trouble maniaque
h: dépendance à l'alcool
i: trouble anxieux généralisé
j: agoraphobie
k: dépendance à une substance
l: psychose
m: schizophrénie dysthymique
n: trouble délirant
o: schizophrénie

Il est possible de tester l'amélioration du modèle 1 par rapport au modèle 2. La différence des chi2 (1985-708 = 1277) sui une loi normale du chi 2 avec 2036-1981 = 55 ddl. Le résultat est très significatif (p<0.0001).
Nous interpréterons donc les résultats du modèle d'ordre 2 (tableau 7).

Tableau VII: valeurs des AIC obtenu par le modèle log linéaire d'ordre 2

	Syndrome dépressif	Trouble bipolaire	Episode maniaque	Trouble pnique	Agora ph.*	Phobie sociale	PTSD α	Tr. An génér alis β	Dép. alcool γ	Dép. subst. δ	Schiz. χ
Syndrome dépressif		843.8	841.8	855.5	853.2	856.1	871.4	897.9	858.3	848.3	841.0
Trouble bipolaire			851.9	840.8	842.6	841.6	844.8	841.1	840.4	841.1	852.0
Episode maniaque				842.1	846.5	841.0	839.8	839.9	839.8	840.2	841.2
Trouble panique					841.5	839.7	841.4	841.7	844.5	840.5	839.7
Agoraphobie						862.0	841.4	840.8	839.9	840.7	841.7
Phobie sociale							839.7	848.2	841.1	840.2	842.7
PTSD α								845.7	840.3	841.12	844.8
Tr. anxieux géné β									842.1	845.6	840.0
Dép. alcoo γ										909.0	841.4
Dép. subst. δ											844.1

Figure 4: représentation graphique de la valeur des coefficients AIC par ordre croissant

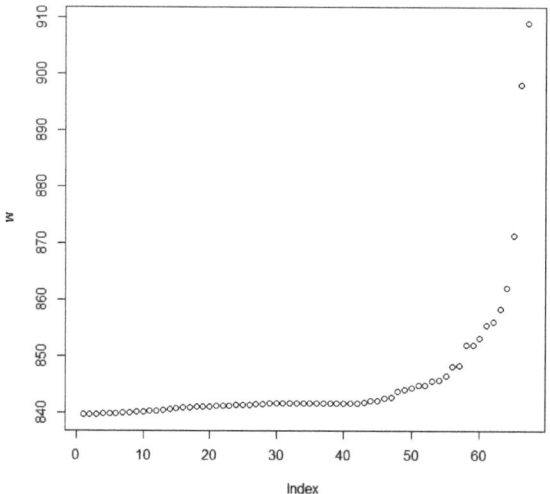

La figure 4 montre distinctement deux groupes de coefficients AIC. Si la plus grande partie de ces coefficients se situe sous la valeur de 850, quelques-uns se détachent et sont nettement plus élevés. La figure 5 présente la distribution des coefficients AIC : elle confirme que la plupart des AIC sont inférieurs à 850.

Figure 5 : histogramme et courbe de densité des valeurs de AIC

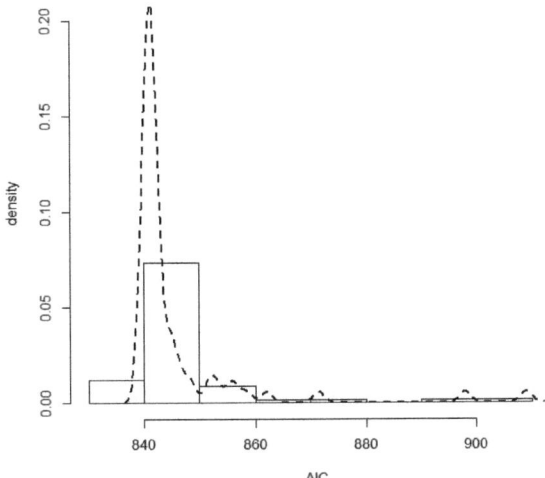

Nous pouvons assimiler la force des interactions de chaque ordre à la valeur de l'AIC correspondant. Nous nous limiterons aux interactions d'ordre 2. Nous constatons plusieurs niveaux en fonction de la valeur de l'AIC correspondant. Comme expliqué plus haut, nous utiliserons donc le niveau de 850 pour trancher entre les deux modèles (tableau 8).

Tableau VIII: coefficients AIC supérieurs à 850 dans le modèle d'ordre 2

Interaction	AIC
Dépendance à l'alcool/dépendance à une substance	908.94
Syndrome dépressif majeur/trouble anxieux généralisé	897.92
Syndrome dépressif majeur/syndrome de stress post traumatique	871.40
Agoraphobie/phobie sociale	862.02
Syndrome dépressif majeur /dépendance à l'alcool	858.31
Syndrome dépressif majeur /phobie sociale	856.09
Syndrome dépressif majeur /trouble panique	855.47
Syndrome dépressif majeur /agoraphobie	853.20
Trouble bipolaire/schizophrénie	851.94
Trouble bipolaire/épisode maniaque	851.89

Tableau IX : variations relatives des AIC par rapport à l'AIC le plus élevé

Interaction	Variation par rapport à l'AIC le plus élevé	Variation relative par rapport çà l'AIC de référence
Dépendance à l'alcool/dépendance à une substance	0	
Syndrome dépressif majeur/trouble anxieux généralisé	-11.2	-1.2%
Syndrome dépressif majeur/syndrome de stress post traumatique	-37.54	-4.1%
Agoraphobie/phobie sociale	-46.92	-5.2%
Syndrome dépressif majeur /dépendance à l'alcool	-50.63	-5.6%
Syndrome dépressif majeur /phobie sociale	-52.85	-5.8%
Syndrome dépressif majeur /trouble panique	-53.47	-5.9%
Syndrome dépressif majeur /agoraphobie	-55.74	-6.1%
Trouble bipolaire/schizophrénie	-57.00	-6.3%
Trouble bipolaire/épisode maniaque	-57.04	-6.3%

Les deux associations « dépendance à l'alcool/dépendance à une substance » et « syndrome dépressif majeur/trouble anxieux généralisé » se détachent nettement, avec des valeurs d'AIC voisines (delta relatif : -1.2%, tableau 9). Les autres fortes associations ont des coefficients AIC peu différents, avec une variation relative par rapport à la référence entre 4 et 6 %. Un grand nombre de ces associations concernent les troubles anxieux, qui gravitent autour du syndrome dépressif majeur : le nœud d'interactions semble donc se situer autour de la dépression, avec 6 coefficients AIC supérieurs à 850 pour cette pathologie (tableau 8). Ce trouble est étroitement associé à tous les troubles anxieux, que ce soit anxiété généralisée (AIC : 897.92), syndrome de stress post traumatique (AIC : 871.40), trouble phobique (AIC : 856.09) ou encore trouble panique (AIC : 855.47). Des études ont mis en évidence une susceptibilité à aux troubles anxio-dépressifs, et possiblement un mécanisme physiopathologique semblable mettant en jeu le système de neurostransmetteurs sérotonine, adrénaline et acide aminobutyrique (GABA), ainsi qu'une susceptibilité génétique [48-49]. Le syndrome dépressif joue un rôle central en association avec le trouble anxieux généralisé (AIC : 897.92) et la dépendance à une substance (AIC : 858.31), elle-même en lien avec la dépendance à l'alcool (AIC : 908.94). Un second système coexiste à côté du précédent, autour de la schizophrénie et du trouble bipolaire, en

37

lien avec l'épisode maniaque. Les valeurs d'AIC sont sensiblement égales pour ces associations mais le coefficient AIC entre la schizophrénie et l'épisode maniaque est nettement moins élevé (AIC : 841.16). Ce système est indépendant des autres pathologies étudiées.

Une représentation graphique du modèle log linéaire facilite la compréhension des relations entre les troubles psychiatriques étudiés.

Une interaction partielle d'ordre 2 peut être représentée par un trait entre les deux variables. Les 2 modèles peuvent être représentés sur le même schéma, le modèle le plus strict étant emboîté dans le modèle intermédiaire. On représente donc ce dernier modèle et on construit des traits d'épaisseurs proportionnelles à la valeur de l'AIC (figure 6):

Figure 6 : relations entre les pathologies psychiatrique selon le modèle log linéaire (AIC>850)

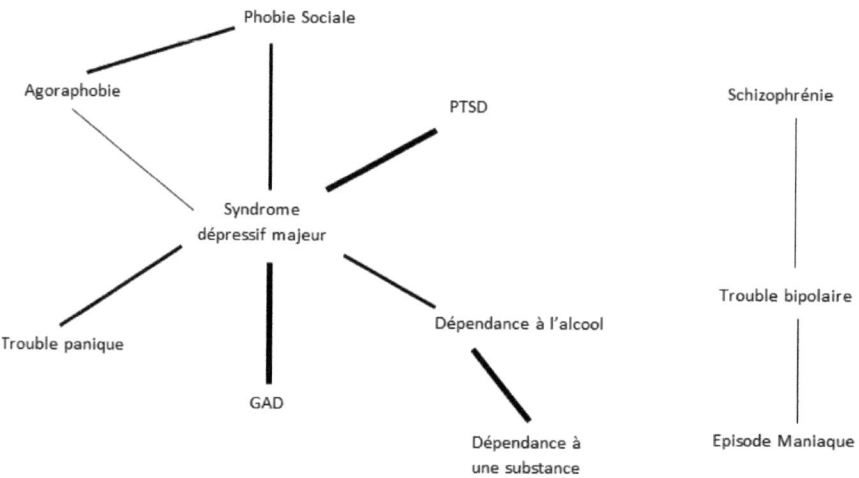

PTSD : syndrome de stress post traumatique, GAD : trouble anxieux généralisé

4. Discussion

4.1. Intérêts de l'étude

Tout d'abord, nous avons utilisé une approche diagnostic qui présente une forte sensibilité et est proche de la pratique clinique quotidienne. Celle-ci confirme la forte prévalence des troubles psychiatriques en prison, déjà rapportée dans la plupart des études européennes et américaines. Cependant, les prévalences retrouvées dans notre étude sont pour la plupart supérieures à celles retrouvées dans d'autres publications internationales. Ceci pourrait s'expliquer d'un part par la spécificité de la population carcérale française, mais aussi plus probablement par la méthode de diagnostic utilisée. Cependant, il est important de noter que les prévalences de troubles psychiatriques ne peuvent pas être aussi nettes que des prévalences de troubles somatiques. Les pathologies mentales présentent des critères diagnostics beaucoup plus flous que les troubles somatiques, susceptibles de modifie considérablement les résultats. La force de notre étude a été de limiter ce risque d'approximation des diagnostics par l'utilisation des diagnostics consensuels entre les deux cliniciens et pour lesquels le score de gravité (CGIs) était supérieur à 5, ce qui évite les diagnostics à la limite de la pathologie.

Notre échantillon de 799 prisonniers est suffisamment important pour pouvoir utiliser les méthodes statistiques avec une bonne puissance.

D'autre part, nous avons eu accès au diagnostic de psychose grâce à la présence de psychiatres qualifiés.
Enfin, à notre connaissance, nous sommes la première équipe à avoir utilisé le modèle log linéaire pour analyser les interactions entre les troubles psychiatriques. La puissance de ce modèle est de ne pas distinguer les « variables explicatives « et « variables à expliquer ». Il permet de donner les interactions partielles (ajustées). Cette méthode nous permet de placer toutes les variables sur le même plan et de proposer une représentation significative de l'organisation des désordres psychiatriques. Les autres études sur le sujet ont le plus souvent utilisé des tests du chi2 ou de Fischer, comme l'étude ESEMeD [39], qui ne permettent pas l'analyse du système global d'interactions.

4.2.Limites

Notre étude présente quelques limites. Tout d'abord, elle présente un biais de sélection certain. Il est impossible d'inclure tous les prisonniers dans un même pays, soit parce qu'ils expriment leur refus soit parce que l'autorité carcérale ne nous autorise pas à les contacter. Nous ne savons pas dans quelle mesure les prisonniers inclus diffèrent des prisonniers non inclus dans l'étude. Il est possible que les résultats aient été légèrement modifiés si nous avions un plus large échantillon. De plus, comme les prisons sont souvent surchargées, les personnes arrêtées pour crimes mineurs ne sont le plus souvent pas incarcérées. Les sujets retrouvés dans les établissements pénitentiaires ne sont donc pas une cohorte rigoureusement représentative de toutes les personnes arrêtés pour actes illégaux.

Il existe également un biais de diagnostic lié au clinicien. Chaque psychiatre a en effet sa part de subjectivité qui peut moduler le diagnostic qu'il pose sur un patient. Par exemple, il peut considérer que l'anxiété dont fait part un sujet n'est pas un trouble à part entière mais une conséquence d'un syndrome dépressif. De ce fait, le diagnostic posé sera « syndrome dépressif » alors qu'un autre psychiatre aurait posé les deux diagnostics « syndrome dépressif majeur » et « trouble anxiété généralisée ». Cette intrication des diagnostics est renforcée par la structure hiérarchique du DSM-V, qui définit le syndrome dépressif par la présence entre autres de symptômes d'anxiété. Cette hiérarchie structure les comorbidités. Ce biais a pu être limité dans une certaine mesure par l'utilisation d'un grand nombre de troubles dans la grille diagnostic.

Enfin, la puissance de l'étude est limitée par le modèle log linéaire lui même, car un modèle avec de trop nombreuses variables devient très rapidement non estimable (convergence).

4.3.Perspectives

Les comorbidités psychiatriques sont un problème majeur en prison et leur prévalence en France était jusqu'à ce jour inconnue. Nous avons utilisé une approche de forte sensibilité et proche de la pratique clinique quotidienne.

Il apparait y avoir trois « systèmes » psychopathologiques en prison, la psychose, le trouble bipolaire, et un système construit autour du syndrome dépressif majeur, en lien avec l'anxiété et les addictions. Ces trois systèmes correspondent à trois enjeux thérapeutiques différents. Nous pouvons supposer que la schizophrénie est un trouble ancien, non induit par l'incarcération. Cela a été montré dans des études précédentes [40]. Ce type de patients est également plus souvent arrêté car il souffre souvent de dépendance à une substance, ce qui conduit ces sujets à accomplir des actes illégaux. Ces troubles de type psychotique sont à prendre en charge comme des troubles psychiatriques sévères. Le trouble bipolaire peut être interprété comme un système indépendant : les épisodes maniaques sont susceptibles d'entrainer des accès de violence et des actes illégaux. Au contraire, le syndrome dépressif majeur peut être lié à l'incarcération. La prison est un lieu de souffrance physique et morale : privation de liberté, de relations sociales et diminution de l'estime de soi. A la différence des deux précédents systèmes, le syndrome dépressif majeur peut certes être antérieur à l'incarcération mais aussi en lien avec elle. La forte association entre les différents troubles anxieux pourrait s'expliquer par des mécanismes physiopathologiques semblables, avec la mise en jeu des mêmes neurotransmetteurs : sérotonine, adrénaline et acide aminobutyrique (GABA). Par ailleurs une certaine susceptibilité génétique pour ce type de troubles a été retrouvée, caractérisée par un manque ou l'instabilité de ces neurotransmetteurs [41-42]. On peut noter que la dépendance à l'alcool et la dépendance à une substance sont étroitement liées : cela pourrait s'expliquer par la survenue de ces deux troubles sur des personnalités particulières souvent prédisposées, ainsi que par des mécanismes psychopathologiques de dépendance très proches : des études sur des modèles animaux ont mis en évidence des anomalies de régulation au niveau du système cérébral de la récompense, qui conduisent à l'addiction. On constate des modifications aux niveaux moléculaire, cellulaire et neuronal induites par l'ingestion chronique de substances addictives, modifications favorisées par une vulnérabilité génétique [43].

Ainsi, comme les comorbidités psychiatriques semblent concerner la plupart des prisonniers en France, et qu'elles sont susceptibles de compliquer la réinsertion sociale de l'individu, elles nécessitent une prise en charge adaptée. L'enjeu est de savoir diagnostiquer ces troubles et de pouvoir proposer un traitement spécifique.

En effet, les résultats de cette étude ne sont intéressants que dans la mesure où ils débouchent sur une prise de conscience des personnes concernées par le problème des troubles psychiatriques en prison. Il est évident que les patients gravement atteints ne peuvent être écartés d'une prise en charge médicale. Or, comme le montre cette étude, cette catégorie de patients est très importante dans les prisons.

Il est indéniable que la prise en charge médicale de ces sujets implique un budget conséquent. La société est-elle prête à faire cet investissement ? Il a un choix à faire entre laisser ces prisonniers sans soin, aggravant leurs état de santé et en même temps le risque qu'il commette une récidive préjudiciable à toute la société ; et la décision de les soigner, ce qui implique développement de structures hospitalières et financement de structures et de personnels de soin. Ceci a évidemment un coût, et le budget consacré aux prisons est très limité en France.

La solution la plus « économique », la plus simple et la plus rapide serait de prescrire des psychotropes à cette population. Mais comment assurer une observance permettant la stabilisation (sans même parler de guérison) des troubles en prison ? Que penser de l'interaction des psychotropes avec les éventuelles autres substances psychoactives susceptibles d'être consommées par les prisonniers ? Ces prescriptions nécessiteraient un personnel entièrement dévolu à la délivrance quotidienne des médicaments, car ces derniers peuvent, comme toute substance active, entrainer des effets indésirables qu'il faut connaitre et seule une observance parfaite peut éventuellement améliorer les troubles. Par ailleurs, le suivi d'un traitement médicamenteux nécessite une confiance entre le patient et le personnel de soins, confiance rarement possible avec le personnel affilié à l'autorité judiciaire. Nous avons déjà vu comment le difficile respect du secret médical en prison pouvait mettre à mal la confiance entre le prisonnier et son médecin, alors il apparait impossible que le traitement soit géré par une personne non dévolue entièrement à cette tâche et indépendante de l'autorité judiciaire.

D'autre part, on sait depuis longtemps que l'on ne soigne pas une pathologie psychiatrique uniquement avec la chimiothérapie, d'autant plus que cette pathologie est sévère. Un accompagnement psychologique régulier est indispensable et doit faire partie de la thérapie, que ce soit sous la forme d'entretiens individuels de type psychanalytique ou comportemental, ou encore de thérapie de groupe. S'il semble compliquer d'instaurer en prison un véritable suivi de type psychanalytique (les séjours sont souvent trop courts et l'accès à l'inconscient et sa verbalisation le plus souvent impossibles pour le sujets concernés), le minimum serait une prise en charge sous forme d'entretien avec un psychologue formé à ce contexte particulier.

Que penser de la cohabitation entre des patients lourdement atteints et des sujets incarcérés certes indemnes (à priori) de toute pathologie, mais présentant certainement des troubles des conduites ou de la personnalité les ayant conduit à commettre des actes illégaux ? Ces derniers sont susceptibles de ressentir de l'incompréhension, de la peur ou avoir des comportements de violence envers les prisonniers malades, aboutissant à des situations conflictuelles mettant en danger à la fois les prisonniers et le personnel carcéral.

Réduire le nombre de sujets présents au sein d'une même prison pourrait faciliter une relation de proximité entre le personnel judiciaire, le personnel de soins et les prisonniers, et par là favoriser l'instauration d'un programme de soin. Mais cette mesure apparait difficile à mettre en place, même si la surcharge de tous les établissements pénitentiaires apparait aujourd'hui au grand jour.

De plus, il est indéniable que ne pas traiter ces sujets présente aussi un cout pour la société, de par les éventuelles récidives qui en découlent. Et même si l'on, reste au sein de l'univers carcéral, celui-ci n'est pas un lieu complètement clos. Le personnel y circule, ainsi que certaines personnes en visite. Toutes les personnes travaillant en prison s'accordent sur le point que celle-ci n'est pas un lieu pour des sujets souffrant de troubles mentaux. La présence de sujets psychologiquement souffrant et non traités ne complique-t-elle pas le travail du personnel carcéral ? Et que pensent les familles et visiteurs de ces sujets laissés sans soins et visiblement souffrants ? N'y a-t-il par un risque de résurgence de la violence ?

4.3.1.Soigner en prison ?

Certains considèrent que la prison n'est pas un lieu de soin. Elle ne l'est effectivement pas en elle-même, mais de même qu'une gare n'est pas un lieu de soins proprement dit, les médecins peuvent y accomplir des actes d'urgence en cas d'accident par exemple. Les médecins sont amenés à prendre en charge les sujets incarcérés, parfois en continuité avec la prise en charge médicale qu'ils peuvent avoir à l'extérieur, indépendamment du statut de « prisonnier ».

Cependant, ceci complique inévitablement le respect du secret médical. Dans l'univers carcéral, le médecin est soumis à la pression du personnel pénitentiaire, avide d'informations qui pourrait l'informer sur le sujet. S'il est nécessaire que certain renseignements soient communiqués, il serait facile de basculer trop vite dans la rupture du secret médical. La confiance entre les deux parties est délicate mais elle est à établir.

Un autre problème est directement lié aux caractéristiques sociodémographiques de la population carcérale. De nombreuses études démographiques révèlent que les personnes de bas niveau économiques, en situation de précarité sont plus représentées que dans la population générale. De même, la barrière de la langue est un problème fréquent en prison, ce qui accroit la dissymétrie médecin/malade. Le patient est souvent en situation de difficulté pour s'exprimer sur ses troubles, situation pouvant entrainer des comportements de rébellion. A une pauvreté sociale s'ajoute souvent une pauvreté psychologique, qui complique profondément la prise en charge des troubles psychiatriques. Le vécu, le ressenti sont difficilement exprimables par ces sujets.

Enfin, la plupart du temps les jours en prison sont relativement courts. Ceci complique une prise en charge sanitaire globale et efficace, d'autant plus pour les troubles psychiatriques qui nécessitent des soins sur la durée. A cela il faut ajouter une fréquente opposition des prisonniers, le plus souvent en rébellion face à toute autorité qui pourrait s'opposer à eux. Si, dans la vie courante, une telle situation peut se résoudre par le changement de médecin, ceci est impossible en prison et entraine le refus total du patient à toute prise en charge sanitaire.

Les pathologies mentales laissées sans soin en prison ne peuvent à priori que s'aggraver. C'est pourquoi des nouvelles stratégies politiques ont récemment essayé d'apporter une solution à ces problèmes, par exemple en créant des unités d'hospitalisation aménagées. Mais une solution plus efficace ne serait-elle pas d'éviter que les sujets atteints de troubles psychiatriques n'entrent pas dans l'univers carcéral ? Un tel sujet entrant en prison est en effet condamné doublement, d'une part par l'enfermement et d'autre part par la privation d'accès à des soins adaptés à sa pathologie.

Par ailleurs, du point de vie médical, est ce que souffrir d'un trouble psychiatrique signifie nécessiter des soins ? La réponse n'est pas évidente, étant donné qu'elle dépend de la définition du trouble psychiatrique du clinicien. Les critères du DSM V sont-ils établis pour aider les médecins ou n'aboutissent ils pas trop fréquemment à un diagnostic de pathologie ? Guident-ils les praticiens vers le traitement optimal ? Que faire si le patient est considéré « à la limite du pathologique » ? Le DSM prend la position claire que les troubles psychiatriques ne peuvent être définis très précisément. Il est certain que la procédure de classification du DSM progresse au fur et à mesure de l'avancée des connaissances médicales, ce qui semble être une bonne chose. Mais la frontière entre le normal et le pathologique reste en psychiatrie extrêmement difficile à définir et dépendante du clinicien [44]. Avec plus de 9 millions de prisonniers dans le monde entier, la santé mentale en prison est un véritable enjeu de santé publique. Comment, si la nouvelle loi de 1994 est réellement appliquée, expliquer que des patients atteints de troubles psychiatriques parfois graves se trouvent si souvent incarcérés, comme le montre notre étude? C'est là où toutes les difficultés de diagnostic en psychiatrie, mais aussi de décisions judiciaires se révèlent. Sont-ce des erreurs imputables aux cliniciens (garants du secret médical mais aussi dans l'obligation de révéler des diagnostics quand ils sont mandatés par l'autorité judicaire) ou bien des erreurs judiciaires ? La loi est-elle réellement appliquée ? Les psychiatriques ont-ils omis certains diagnostiques ou ne les ont pas révélés à l'autorité judiciaire ?

4.3.2.Des difficultés de soins exacerbées par l'association des pathologies chez un même sujet

Ces problématiques concernent évidemment toutes les pathologies psychiatriques retrouvées en prison, mais sont exacerbées par la présence de comorbidités. Dans un milieu ouvert, la prise en charge de sujets souffrant de poly pathologies est déjà indéniablement plus compliquée que ceux souffrant de trouble isolé. En effet, l'évaluation diagnostique peut être influencée par l'intrication des symptômes, à laquelle s'ajoutent les caractéristiques de la personnalité de chaque individu. Chaque pathologie évolue conjointement aux autres, modifiant ainsi les symptômes, l'évolution des troubles et la réponse aux thérapeutiques.

Il a été montré par exemple que les schizophrènes consommateurs de toxiques se caractérisent par, outre leur consommation de toxiques, un profil plus caractériel. Les études insistent sur les dimensions de recherche de sensations, avec des sous-échelles de désinhibition et de recherche de nouveautés plus marquées. Ce fonctionnement antisocial s'accompagne d'une moindre compliance aux soins, de ruptures thérapeutiques, hospitalisations itératives, contaminations par les virus HIV et VHC et désocialisation avec un pronostic médico-social sévère. Sur le plan clinique, ils sont aussi productifs mais moins déficitaires, mobilisés par la drogue et paradoxalement socialisés dans le monde marginal de la toxicomanie qui les renvoient à leur originalité psychique. Ils ont habituellement un déni du trouble psychotique qui touche aussi les familles. Il est plus acceptable d'être toxicomane que malade mental [45].

Par ailleurs, l'efficacité des psychotropes est modulée quand le sujet présente une association de pathologies, et les interactions médicamenteuses compliquent la prise en charge. Certaines substances indiquées pour une pathologie peuvent être contre indiquées si le sujet présente conjointement les symptômes d'une autre pathologie, ce qui complique les prescriptions de substances psychoactives. Ces difficultés de prescription sont majorées dans l'univers carcéral, en raison des problèmes de gestion des prises médicamenteuses et d'observance.

L'enfermement complique évidemment la prise en charge des sujets atteints de comorbidités psychiatriques.

Il est donc indispensable de prendre en compte les résultats de cette étude qui montre une très forte prévalence des associations de troubles psychiatriques en prison. Ce n'est qu'ainsi que les personnes impliquées dans la prise en charge de ces sujets sont plus à même de définir un plan d'action. Il n'est alors plus possible de nier le problème. Le protocole de soins doit être adapté à ces sujets. Ignorer ce problème pourrait conduire à l'émergence de phénomènes sanitaires graves, en raison de la fragilité croissante de la population incarcérée, de la même manière que l'épidémie de VIH et VHC survenue en prison dans les années 1990 [46].

5. Conclusion

Les comorbidités psychiatriques sont un problème majeur en prison et leur prévalence en France était jusqu'à ce jour inconnue. Nous avons utilisé une approche de forte sensibilité et proche de la pratique clinique quotidienne.

Il apparait y avoir trois « systèmes » psychopathologiques en prison, la psychose, le trouble bipolaire, et un système construit autour du syndrome dépressif majeur, en lien avec l'anxiété et les addictions. Ces trois systèmes correspondent à trois enjeux thérapeutiques différents. Les troubles de type psychotique sont à prendre en charge comme des troubles psychiatriques sévères. Le trouble bipolaire peut être interprété comme un système indépendant : les épisodes maniaques sont susceptibles d'entrainer des accès de violence et des actes illégaux. Au contraire, le syndrome dépressif majeur peut être lié à l'incarcération. Enfin, la forte association entre les différents troubles anxieux pourrait s'expliquer par des mécanismes physiopathologiques semblables, avec la mise en jeu des neurotransmetteurs sérotonine, adrénaline et acide aminobutyrique (GABA). Par ailleurs une certaine susceptibilité génétique pour ce type de troubles a été retrouvée, caractérisée par un manque ou l'instabilité de ces neurotransmetteurs [41-42].

Cette étude souligne la nécessite de mettre en place des programmes de dépistage et de traitement de ces sujets souffrant de polypathologies. Même s'il est évident que la psychiatrie n'est pas responsable de l'ordre public, la prise en charge de ces sujets apparait nécessaire dans une politique de santé publique, car elle préservera à la fois la santé globale de la population et celle de ces sujets incarcérés. Cependant, un tel programme nécessite un budget matériel et humain conséquent, lequel ne peut être mobilisé sans prise réelle de conscience des autorités judiciaires et gouvernementales.

Il serait souhaitable de parvenir à conjuguer une prise en charge pénitentiaire à une prise en charge sanitaire, les deux fonctionnant de concert. On ne peut réduire un sujet incarcéré à un criminel ni le dépénaliser pour cause de trouble psychologique. L'enjeu est de faire la part entre ce qui peut être attribué à la maladie et ce qui tient à la violation de la loi. Cette distinction nécessite une collaboration étroite entre personnel judiciaire et personnel sanitaire, dans l'intérêt des sujets et de la population générale.

Références

1.   Site de l'OMS, « questions réponses », 27 avril 2006, http://www.who.int/features/qa/38/fr/

2.   Élise Chiron , Marie Jauffret-Roustide , Yann Le Strat , Khadoudja Chemlal , Marc-Antoine Valantin, Patrick Serre , Laurence Caté , Christine Barbier , Caroline Semaille, Prevalence of HIV and hepatitis C virus among French prison inmates in 2010: results from PREVACAR SURVEZ 2010, 5 novembre 201, *BEH* 35-36

3.   Magali COLDEFY - Direction de la recherche, des études, de l'évaluation et des statistiques (DREES). La santé mentale et le suivi psychiatrique des détenus accueillis par les services médico-psychologiques régionaux, Études et résultats N° 181, juillet 2002, publié le 1er juillet 2002

4.   Linda A.Teplin, PhD. The prevalence of severe mental disorder among mail urban jail detainees: Comparison with the epidemiologic catchment area program, *AJPH*, June 1990, Vol.80, No.6, 663-669

5.   Fazel S, Danesh J.Serious, Mental disorder in 23000 prisoners: a systematic review of 62 surveys. *Lancet* 2002, 359: 545-550.

6.   Rapport n°449 Sénat 28 juin 2000. JJ Hyest, GP Cabanel.

7.   Jean Marie Delarue (contrôleur général des lieux de privation de liberté), « Rapport d'activités 2012 »

8.   Association pour la communication sur les prisons et l'incarcération en Europe, http://prison.eu.org/spip.php?article382

9.   Reed J. The quality of health care in prison: results of a year's programme of semistructured inspections. *British Medical Journal* 1997;315(7120):1420-4.

10.   Population carcérale en France, http://fr.wikipedia.org/wiki/Population_carc%C3%A9rale_en_France

11.   http://www.aphp.fr/aphp/le-plan-strategique-2010-2014/55.   http://www.sante.gouv.fr/plan-d-actions-strategiques-relatif-a-la-politique-de-sante-des-personnes-placees-sous-main-de-justice.html

12.   circulaire interministérielle n° DGOS/DSR/DGCS/DSS/DAP/DPJJ/2012/373 du 30 octobre 2012

13.   Le Quotidien du médecin, 12.11.2012

14.   Docteur Brahmy, médecin chef du service Médico Psychologique Régional de la Maison d'Arrêt de Fleury-Mérogis,   Psychiatrie   et   prison,   Études   2005/6   (Tome   402)   751-760

15.   Code Pénal, article 122-1

16.   Mirsky KA. The problem of co-occuring disorders among jail detainees. Chicago: Department of psychiatry and behavioral sciences. Northwestern University, 1988

17.   FalissardB.Loze JY, Gasquet I, Duburc A, de Beaurepaire C, Fagnani F, Rouillon F. Prevalence of mental disorders in French prisons for men. BMC Psychiatry, 2006, 6:33-6.

18.   Rapport du Sénat du 8 janvier 2014, Prison et troubles mentaux : Comment remédier aux dérives du système français ?

19.   Marc Bessin, La pratique psychiatrique en prison, Regards sur l'actualité n° 261, mai 2000

20.   Brink JH, Doherty D, Boer A. Mental disorders in federal offenders: A Canadian prevalence study. International Journal of Law and Psychiatry, 24 (2001), 339-356.

21.   Butler T, Levy M, Dolan K, Kaldor J. Drug use and its correlates in an australian prisoner population. Addict Res Theory 2003; 11, 89-101.

22.   Taylor PJ, Gunn J. Violence and psychosis. I. Risk of violence among psychotic men. Br Med J 228:1945-9, 1984.

23.   Teplin LA. Criminalizing mental disorder: the comparative arrest rate of the mentally ill. Am Psychologist 39: 794-803, 1984.

24.   Assadi SM, Noroozian M, Pakravannejad M, Yahyazadeh O, Aghayan S, Shariat SV, Fazel S.Psychiatric morbidity among sentenced prisoners: prevalence study in Iran. British Journal of Psychiatry, 2006, 188, 159-164.

25.   Abram KM, Teplin LA. Co-occuring disorders among mentally ill jail detainees. Implications for public policy. American Psychologist, 1991, Oct.; 46(10) 1036-45.

26.   Côté G, Hodgins S. Co-occurring mental disorders among Criminal Offenders. Journal of American Academy of Psychiatry and the Law, September 1990, 18:3:271-281.

27.   Taylor PJ, Gunn J. Violence and psychosis II. Effect of psychiatric diagnosis on conviction and sentencing of offenders.Br Med J 289: 9-12, 1984.

28.   Luke Birmingham. The mental health of prisoners, Advances in Psychiatric Treatment (2003) 9: 191-199 doi: 10.1192/apt.9.3.191

29.   Côté G, Hodgins S. Co-occurring mental disorders among Criminal Offenders. Journal of American Academy of Psychiatry and the Law, September 1990, 18:3:271-281.

30.   Rachbeisel J, Scott J, Dixon L. Co-occuring severe mental illness and substance use disorders: a review of recent research. Psychiatr Serv 1999; 50: 1427-34.

31.   Wallace C, Mellen PE, Burgess P. Criminal offending in schizophrenia over a 25 period marked by deinstitutionalization and increasing prevalence of comorbid substance use disorders. Am J Psychiatry 2004; 161:716-27.

32.   El-Mallakh P. Treatment models for clients with co-occuring addictive and mental disorders. Arch Psychiatr Nurs 1998; 12:71-80.

33.   Guy W. Clinical Global Impression. ECDU Assessment Manual for Psychopharmacology, revised National Institute of Mental Health, Rockville, MD 1976

34.   Joan Busner, PhD, Steven D. Targum, MD. The Clinical Global Impression Scale Psychiatry. Psychiatr Edgmont 2007 July; 4(7): 28–37.

35.   Loze JY, Falissard B, Limosin F, Recasens C, Horreard AS, Rouillon F. Validation of a new diagnostic procedure for DSM IV axis I disorders. Int J Methods Psychiatr Res 2002, 11:134-141.

36.   R development Core Team: R: A language and environment for statistical computing (http://www.R-project.org).

37.   E.Acquaviva. Etude pharmaco épidémiologique des prescriptions associées aux neuroleptiques dans la schizophrénie, 2002-2003

38.   Cicchetti DV, Sparrow SS. Developing criteria for establishing the interrater reliability of specific item in a given inventory: Applications for the assessment of adaptative behavior. Am j Ment Defic, 1981, 86: 127-137.

39.   Lépine JP,Gasquet I, Kovess V, Arbabzadeh-Bouchez S, Nègre-Pagès L, Nachbaur G, Gaudin AF. Prévalence et comorbidités des troubles psychiatriques dans la population générale française : résultats de l'étude épidémiologique ESMeD/MHEDEA2000. L'Encéphale2005 ; 31, 182-94.

40.   KellyBD. Structural violence and schizophrenia, Soc Sci Med, 2005 Aug; 61(3):721-30.

41.   Canteras NS, Resstel LB, Bertoglio LJ, Carobrez Ade P, Guimarães FS. Neuroanatomy of anxiety. Curr Top Behav Neurosci. 2010; 2:77-96.

42.   Hoehn-Saric R, McLeod DR. Generalized anxiety disorder. Psychiatr Clin North Am. 1985 Mar;8 (1):73-88.

43.   Koob GF, Ahmed SH, Boutrel B, Chen SA, Kenny PJ, Markou A, O'Dell LE, Parsons LH, Sanna PP. Neurobiological mechanisms in the transition from drug use to drug dependence. Neuro Sci Biobehav Rev. 2004 Jan;27 (8):739-49

44.   Dan J. Stein, Katharine A. Phillips, Derek Bolton, K.W.M Fulford, John Z. Sadler, and Kenneth S. Kendler, What is a mental psychiatric disorder? From DSM IV to DSM V, Psychol Med. 2010 November 40(11): 1759-1765

45.   Xavier LAQUEILLE, Prise en charge en pratique quotidienne des sujets schizophrènes toxicomanes, Le Flyer HS N°3 Vol.2, sept. 2004

46.   STANKOFF Sylvie, DHEROT Jean, Rapport de la mission santé/justice 2000

RESUME

Introduction

La santé mentale en prison est un problème majeur dans le monde entier. La prévalence des troubles psychiatriques y est extrêmement élevée : ces troubles concernent en moyenne 80% des prisonniers français de sexe masculin. Il a été reporté que les comorbidités psychiatriques étaient très fréquentes dans la population carcérale. La prévalence et l'organisation des comorbidités psychiatriques dans les prisons françaises n'ont jamais été étudiées.

Objectifs de l'étude

L'objectif de cette étude est de décrire la trame d'organisation des comorbidités psychiatriques dans les prisons françaises en utilisant le modèle log linéaire.

Méthodes

La cohorte d'étude est un échantillon randomisé de 800 prisonniers français de sexe masculin. Chacun a été interrogé par deux cliniciens, avec deux méthodes diagnostiques différentes. Les associations entre les diagnostics consensuels ont été étudiées avec le test du chi 2 et le modèle log linéaire.

Résultats

35.9% des prisonniers souffrent d'au moins un trouble psychiatrique, le syndrome dépressif majeur pour 24.0% d'entre eux. Parmi les sujets malades, plus de 95% sont atteints de poly pathologies psychiatriques. Le nœud d'interactions gravite autour de la dépression, qui joue un rôle central en association avec le trouble anxieux généralisé et la dépendance à une substance. Deux systèmes indépendants coexistent à côté du précédent : un premier autour de la schizophrénie et un second autour du trouble bipolaire.

Conclusion

La prévalence des comorbidités psychiatriques est extrêmement élevée dans la population carcérale française, beaucoup plus que dans la population générale. Ces troubles sont structurés en trois systèmes : un premier autour de la dépression et des troubles anxieux, un second caractérisé par les désordres de type psychotique et un troisième autour du trouble bipolaire. Nos résultats soulignent l'importance de développer des programmes de diagnostic et de soins spécifiques pour ces trois systèmes de troubles psychiatriques retrouvés chez les prisonniers en France.

Mots clés indexés : morbidité associée, maladies mentales, prisonniers, France, dépression nerveuse, troubles bipolaires

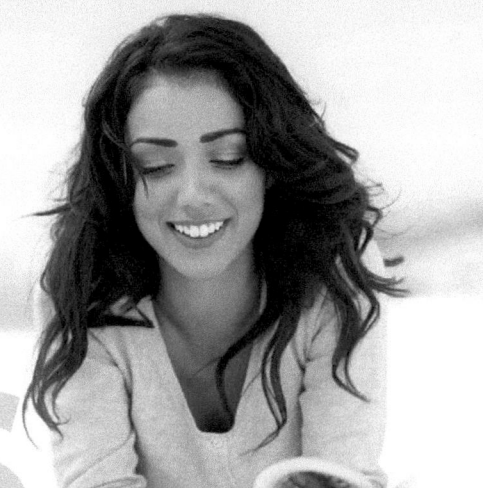 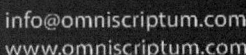
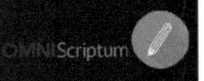

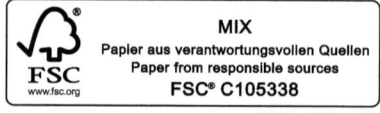

Printed by Books on Demand GmbH, Norderstedt / Germany